Inhalt

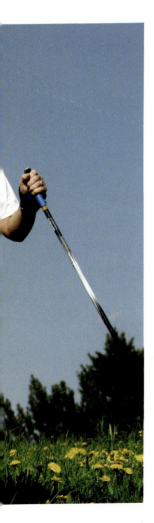

Nordic Walking – Einleitung 3

Mehr als eine Modeerscheinung 4
Nordic Walking – ideal für Einsteiger? 4
Vorteile gegenüber dem Jogging 5

Sport für geistiges und
körperliches Wohlbefinden 7
Auswirkungen auf die Psyche 7
Auswirkungen auf den Körper 9

Herzfrequenz und Energie 12

Bewegung und Ernährung 14

Ausrüstung 17

Nordic Walking – Grundtechnik 23

Nordic Walking – Schema 29

Aufwärmen 30
Aufwärmübungen 31

Dehnen 34
Dehnübungen 35

Kräftigen 40
Kräftigungsübungen 41

Praktische Tipps 46

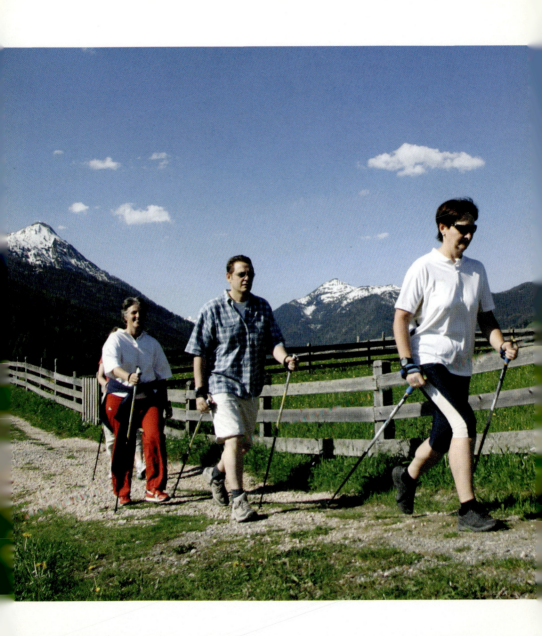

Nordic Walking

Haben Sie sich schon einmal überlegt, welche Sportart für Sie die vernünftigste bzw. die optimale ist? Unter der Voraussetzung, dass Sie kein Leistungssportler sind, sondern vielleicht ein Gelegenheitssportler oder überhaupt ein Einsteiger, sollten Sie die folgenden Forderungen in Ihre Überlegungen mit einbeziehen:

Diese Sportart sollte ...

- eine Ausdauersportart sein, die aber auch die Komponenten Kraft, Gelenkigkeit und Koordination berücksichtigt,
- einen großen körperlichen Bewegungsumfang haben und möglichst viele Muskelgruppen ansprechen,
- möglichst unaufwändig sein, also keine großen Investitionen verlangen,
- persönlichen Neigungen (z. B. Naturerlebnis) entgegenkommen,
- in der Nähe des Wohnortes ausgeübt werden können,
- ganzjährig und zu jeder Tageszeit ausgeführt werden können,
- in der Gruppe, aber auch alleine betrieben werden können, damit sie jeder in seinen Tagesablauf integrieren kann,
- für den Betreibenden langfristig motivierend sein,
- ein möglichst geringes Verletzungsrisiko beinhalten.

Nordic Walking berücksichtigt alle geforderten Komponenten. Es ist eigentlich verwunderlich, warum diese Sportart erst in den letzten Jahren populär wurde und nicht schon vor dreißig oder vierzig Jahren. Die Verwendung von Stöcken beim Langlaufen oder Skifahren ist für uns selbstverständlich, sogar beim Bergsteigen trifft man immer mehr Leute, die beim Bergabgehen zur Entlastung Stöcke verwenden. Aber beim Gehen?

Mehr als eine Modeerscheinung

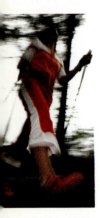

Nordic Walking hat sich binnen kürzester Zeit zu einer allseits anerkannten Massensportart entwickelt. Warum diese Entwicklung, und warum erst jetzt?

Der Hauptgrund, warum immer mehr Menschen Nordic Walken, ist die umfassende Beanspruchung unseres Muskelapparates.
Der Einsatz von Stöcken und somit der Arm- und Oberkörpermuskulatur trägt einen beträchtlichen Teil zum Gesamtbewegungsaufwand in dieser Sportart bei.

Die Bewegungsstruktur kommt aus dem Langlaufsport, bei dem jedoch im Unterschied zum Gehen eine Gleitbewegung aufrechterhalten werden muss.

Beim eigentlichen Walking sowie beim Joggen schien die Ökonomie der Bewegung durch einen zusätzlichen Stockabstoß nicht entscheidend beeinflusst zu werden.
Mit der fortschreitenden Ausfeilung der technischen Bewegungsausführung und vor allem der Entwicklung von geeigneten Stöcken (leicht, stoßdämpfend, vibrationsfrei) wurde diese Meinung nach und nach revidiert.
Es gibt nun eine neue Sportart, die vom absoluten Einsteiger bis zum gut trainierten Freizeitsportler für jeden etwas bietet.

Nordic Walking – ideal für Einsteiger?

Auf jeden Fall. Ohne großen finanziellen Aufwand ist man dabei. Das Wichtigste sind die Stöcke, die von entsprechender Qualität sein müssen (auf jeden Fall keine ausrangierten Skistöcke!). Entsprechende Schuhe und Bekleidung sowie ein Herzfrequenzmessgerät wären ebenso wünschenswert.
Das alles kostet kein Vermögen.

Aber viel, viel wichtiger ist: Man benötigt keine sportlichen Vorkenntnisse. Nicht einmal bis dato

Mehr als eine Modeerscheinung

überzeugte Antisportler, Kettenraucher, unter Übergewicht Leidende oder Couchpotatoes sind davon ausgeschlossen. Gerade sie sind herzlich willkommen.

Nordic Walking bietet die Möglichkeit, die Mühen des Alltags auf gemütliche und entspannende Art und Weise loszuwerden und gesundheitsbewusst Freizeit zu verbringen.

Als Nordic Walking bei uns als Sportart noch nicht bekannt war und man Stöcke ausschließlich zum Skifahren und zum Langlaufen benötigte, galt Jogging als erste Einstiegsvariante für den geläuterten Antisportler. Spazierengehen ist eben „nur" Spazierengehen und als Sportart landläufig nicht akzeptiert, daher auch nicht im Trend. Wandern als ausdauerfördernde Betätigungsmöglichkeit ist meist schon wieder mit viel Aufwand verbunden und bleibt daher dem Wochenende vorbehalten.

Vorteile gegenüber dem Jogging

Wer es am Anfang mit Jogging probiert hat, kennt die Belastungen, die da plötzlich auf einen zukommen. Der untrainierte Körper ist diese Bewegungsformen kaum gewöhnt – der Stützapparat wird in Mitleidenschaft gezogen, die meist zu schwache Muskulatur kann die einwirkenden Belastungen nur beschränkt kompensieren. Häufig kommt es zu Beschwerden im Bereich der Knie- oder Sprunggelenke oder im Bereich des Rückens, die dann oft nur schwer wieder in Griff zu bekommen sind. Aktiv an der

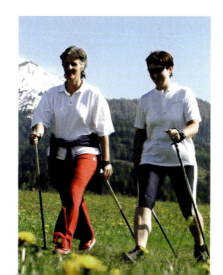

Fortbewegung beteiligt sind ja hauptsächlich die unteren Extremitäten, die zusammen mit der Wirbelsäule das gesamte Körpergewicht tragen und abfedern müssen. Zusätzlich ist die Anstrengung allgemein eine relativ hohe, da die Kreislaufbelastung beim Laufen ein Mindestmaß nicht unterschreitet. Man überfordert sich, erholt sich nur schleppend und muss daher schon ein gehöriges Maß an Motivation aufbringen, um sein Programm langfristig durchzuziehen.

Außerdem fehlt die kommunikative Komponente, da beim Jogging vor allem im Anfängerbereich eine individuelle Gestaltung der Geschwindigkeit notwendig ist. Man neigt daher eher dazu, alleine zu laufen.

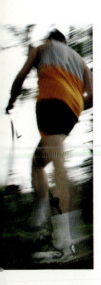

All diese negativen Begleiterscheinungen bleiben uns beim Nordic Walking erspart. Ein Bein hat beim Gehen bekanntlich immer Bodenkontakt, die Stoßbelastungen für die Gelenke und die Wirbelsäule sind somit auf ein Minimum reduziert. Die Muskulatur der Arme und des Oberkörpers ist aktiv eingebunden, es arbeitet der ganze Körper. Es steigt daher auch die allgemeine Fitness des gesamten Körpers.

Nirgends wird man heutzutage mehr schief angeschaut, wenn man sich auf sportliche Art und Weise fortbewegt. Ausdauersport ist absolut trendy. Menschen, die Erfolg ausstrahlen, sind zumeist sportive Typen. Manchmal wird sogar behauptet, dass bei einer Bewerbung ein absolvierter Marathon im Lebenslauf bereits zum guten Ton gehört.

Motivation!

Aber bleiben wir am Boden. Es geht viel mehr um das allgemeine körperliche Wohlbefinden. Wenn Sie noch nicht auf diesen Zug aufgesprungen sind, packen Sie die Gelegenheit jetzt beim Schopf. Motivieren Sie Ihren Partner, Verwandte oder Freunde, und setzen Sie sich zum Ziel, durch Nordic Walking Ihre körperliche Fitness zu verbessern.

Sport für geistiges und körperliches Wohlbefinden

Auswirkungen auf die Psyche

Raus aus dem Berufsstress

Kennen Sie das Gefühl, wenn man nach dem Verlassen des Büros nicht von den Ereignissen und Problemen des abgelaufenen Arbeitstages loskommt, einen etwa der Zwist mit einem Vorgesetzten bis in den Schlaf verfolgt?

Da gibt's nur eines: Hinein in die Sportschuhe, raus an die frische Luft und bewegen, bewegen, bewegen. Wenn man beim Nordic Walking seinen Rhythmus erst einmal gefunden hat, kommt man auf völlig andere Gedanken. Wieder zu Hause angekommen, ist man geistig erholt und kann sich auf einen geruhsamen Abend freuen.

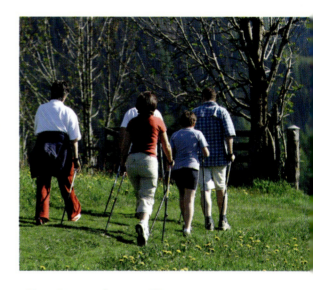

Freude am eigenen Körper

Es macht wirklich Spaß zu sehen, wie der eigene Körper lernt, vorhandene Potenziale auszuschöpfen. Man wundert sich, dass man auch abnehmen kann, ohne zu hungern. Essen, was man will (natürlich nur in vernünftigem Ausmaß), und vielleicht ab und an auch einmal sündigen zu dürfen, im Bewusstsein, dass man seinen persönlichen Energieumsatz durch regelmäßigen Sport unter Kontrolle hat.

Außerdem erlebt man seine permanente Leistungssteigerung, indem es plötzlich leichter fällt, die entsprechenden Distanzen zu überwinden und das Tempo zu variieren. Es ist ganz einfach toll zu erleben, wie der Körper stärker wird.

● Zufriedenheit mit guter Figur

Fasten, Hungern, Diäten etc. – Vokabeln, die wir ungern in unseren Wortschatz aufnehmen. Durch regelmäßige Ausdauerleistungen, wie sie beim Nordic Walking optimal erbracht werden, kann man seine Gewichtsprobleme in den Griff bekommen und sich seine Wunschfigur erarbeiten. Sie werden merken, dass jede kleinste Gewichtsreduktion das Selbstwertgefühl steigert und Flügel fürs Weitertrainieren verleiht. Das funktioniert zwar nicht von

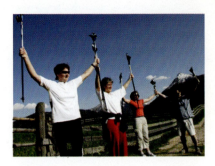

heute auf morgen, aber mit der entsprechenden ausdauernden Motivation erreicht man seine langfristigen Ziele. Außerdem muss man sich dessen bewusst sein, dass die Ernährung trotzdem ausgewogen bleiben sollte. Das Motto kann daher nicht lauten: „Jeden Tag Schnitzel, Schweinsbraten und Hamburger und dazu Bier, weil mit Nordic Walking kann man nicht dicker werden!"

● Kontakte durch Sport

Nordic Walking ist eine Sportart, die in der Gruppe am meisten Spaß macht, wodurch der Kontakt zu Gleichgesinnten entstehen und gefestigt werden kann. Natürlich spricht nichts dagegen, Nordic Walking alleine auszuüben, jeder hat seine persönlichen Vorlieben. Ob man seine Freizeit lieber alleine oder gemeinsam mit anderen verbringt, bleibt jedem selbst überlassen.

Das kommunikative Element ist jedoch für viele in ihrer Freizeitgestaltung sehr wichtig. Beim Nordic Walking ist es sogar von Vorteil, miteinander zu sprechen, weil man sich dadurch einen eigenen Atemrhythmus aneignet und die vorgegebene Pulsfrequenz nicht überschreitet. Miteinander reden erleichtert daher die Selbstkontrolle.

Auswirkungen auf den Körper

● *Stärkung der Muskulatur*

Wird beim Jogging vor allem die Muskulatur der unteren Extremitäten gestärkt, so profitiert man beim Nordic Walking vom umfassenden Einsatz der gesamten Aktiv- und Stützmuskulatur. Die Unter- und Oberarme sowie der gesamte Schultergürtel und die Rückenmuskeln sind an dieser universalen Bewegungsform zusätzlich beteiligt. Bei einer Nordic-Walking-Einheit wird ja nicht nur Fortbewegung betrieben, die zusätzlichen Kräftigungsübungen sind muskelspezifisch und sollten daher regelmäßig durchgeführt werden.

Die Übungen zielen nicht nur auf die Stärkung der Muskeln im Einzelnen, die Koordination ganzer Muskelpartien untereinander und die richtige und rechtzeitige Aktivierung derselben soll dabei geschult und perfektioniert werden.

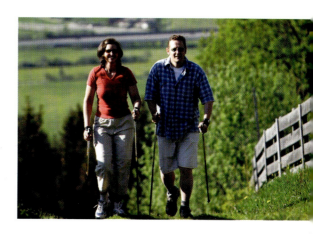

Entlastung von Gelenken, Bändern und Sehnen

Starke Muskeln helfen bei der Stabilisation von sensiblen Bereichen im Stützapparat. Mehrere Muskelgruppen verlaufen über den Oberschenkel nach unten und umfassen bzw. überlappen das Kniegelenk. Nicht umsonst haben unsere Skirennläufer enorm entwickelte Oberschenkel.

Neben ihrer Aufgabe, eine tiefe Hockestellung während des Rennens zu ermöglichen, sind sie für die Kniestabilisation verantwortlich. Ein durchschnittlich muskulär bestücktes Kniegelenk würde solchen extremen Belastungen nicht standhalten. Skirennläufer müssen für uns aber auch kein Maßstab sein.

Wir konzentrieren uns eher auf die Anfordernisse im täglichen Leben, wenn es also z. B. darum geht, das Heben einer Kiste Mineralwasser unbeschadet bewerkstelligen zu können.

Schutz der Wirbelsäule

Nordic Walking eignet sich aufgrund der umfassenden Gestaltungsmöglichkeiten bestens zur Sicherung der Funktionen unseres Stützapparates. Hierbei spielt die Wirbelsäule eine entscheidende Rolle.

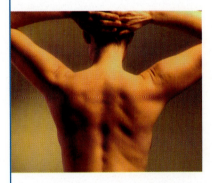

Sie dient nicht nur der Rumpfstabilisierung (Stützfunktion), sondern auch der Dämpfung von Stoßbewegungen (Federungsfunktion), dem Schutz von Rückenmark und Nervenbahnen sowie der Bewegung in alle Richtungen und der Erhaltung des körperlichen Gleichgewichts. Wir verlangen viel von unserer Wirbelsäule, sowohl bei zahlreichen täglichen

Bewegungen als auch bei manchen den Körper beanspruchenden Sportarten. Oder bei fehlender Bewegung, z. B. bei sitzenden Berufen. Selbstverständlich erscheint uns die Notwendigkeit des täglichen Auslaufes unserer „besten Freunde", der Hunde – ebenso verlangt unsere Wirbelsäule nach einem Mindestmaß an Bewegung, da die notwendige „Schmierung" der Bandscheiben sonst nicht erfolgen kann. Beim Nordic Walking werden all diese Forderungen, inklusive der Kräftigung der schützenden und stützenden Muskulatur, erfüllt.

● Das Herz-Kreislauf-System

Auch bei der Atmung und beim Sauerstofftransport zu den Organen muss der Körper erst lernen, was Sache ist. Die Anpassung der einzelnen Organe an ein Ausdauertraining erfolgt langsam, aber stetig. Das Herz reagiert durch Senkung von Ruhepuls und Belastungspuls und durch Vergrößerung des Schlagvolumens, es kommt zu einer Ökonomisierung der Herzfunktion.

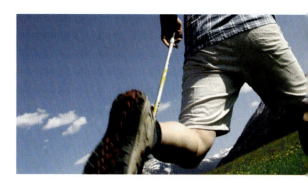

Wenn man davon ausgeht, dass jedes Herz während des gesamten Lebens das Potenzial für eine gewisse Anzahl von Schlägen hat, so erhöht sich seine Lebensdauer umso mehr, je weniger oft es schlagen muss. Die Lunge erhöht ihre Sauerstoffaufnahmekapazität, und das Blut passt sich den höheren Anforderungen dahin gehend an, dass es lernt, mehr Sauerstoff in kürzerer Zeit zu den Organen und Muskeln zu transportieren.

Natürlich ist nach zwei oder drei Einheiten noch kaum etwas von angestrebten Fortschritten zu merken, dafür ist eine entsprechende Adaption bei mittel- bis langfristiger Trainingsphase umso nachhaltiger.

Herzfrequenz und Energie

Ausdauer wird allgemein als Ermüdungswiderstandsfähigkeit bezeichnet. Ziel ist es ...

- eine gewählte Intensität möglichst lange aufrechterhalten zu können,

- die Technik der Bewegungsausführung über längere Zeit stabilisieren zu können,

- sich nach einer Belastung schnell erholen zu können.

Unser Herz-Kreislauf-System hat die Aufgabe, in möglichst kurzer Zeit den Organen und der Muskulatur möglichst viel Sauerstoff für die Energiegewinnung zur Verfügung zu stellen, wobei das Blut als Transporteur dient.

Die Energiebereitstellung für aerobe Ausdauerbelastungen (Energiezufuhr oxidativ – also hauptsächlich durch Sauerstoff) erfolgt durch den Abbau von Fetten und Kohlenhydraten. Die Fette stellen einen nahezu unbegrenzten Energiestoffvorrat des Körpers dar. Deshalb kann eine solche Ausdauerbelastung lange durchgehalten werden.

Wird die Intensität der Bewegungen höher (Intensivierung der Geschwindigkeit, steileres Gelände), steigt die Energieflussrate durch die Kohlenhydratverbrennung gegenüber jener durch die Fettverbrennung. Die Kohlenhydratvorräte sind jedoch schneller erschöpft, diese intensiven Bewegungsabläufe daher zeitlich beschränkt.

Die nächsthöhere Stufe wäre die Phase der anaeroben Ausdauerbelastung für kurze, aber sehr intensive Bewegungsformen. Dieser Bereich soll den Leistungssportlern vorbehalten bleiben.

Es gilt nun, für jeden seine persönlichen Belastungsgrenzen auszuloten.

Die Pulsfrequenz

Es gibt genau einen Parameter, mit dem wir unser individuelles Ausdauertraining gezielt beurteilen und gestalten können, nämlich die Pulsfrequenz. Sie gibt an, mit wie vielen Schlägen pro Minute das Herz arbeitet. Diese Frequenz ist umso höher, je mehr Sauerstoff an die Peripherie des Körpers gelangen soll, um die optimale Verbrennung für die Energiebereitstellung gewährleisten zu können. Wenn man allerdings diese Schwelle des oxidativen Systems überschreitet, sollte man bei Ausdauersportarten (z. B. Nordic Walking) die Intensität reduzieren.

Man kann die jeweiligen Werte zwar mit allgemein gültigen Formeln berechnen, jeder Mensch hat aber grundsätzlich andere Voraussetzungen. Ein medizinischer Eingangscheck sowie nachfolgend regelmäßige Tests sind zur individuellen Auslotung empfehlenswert. Bei regelmäßiger Durchführung (z. B. ein- bis zweimal pro Jahr) ist man permanent über seinen Trainingszustand bzw. -fortschritt informiert.

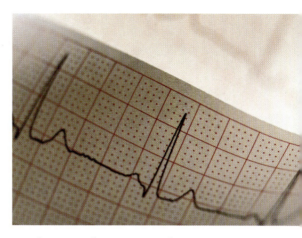

Für die optimale Trainingspulsfrequenz, die nur das Lebensalter berücksichtigt, gibt es eine einfache Formel:

$$PF = 180 - Alter$$

Grundsätzlich sollte man sich in einem Pulsbereich zwischen 125 bis 150 Schlägen pro Minute bewegen. Als allgemeiner Anhaltspunkt gilt die Meinung, dass Bewegungsintensität und entsprechende Herzfrequenz dann im passenden Bereich liegen, wenn man sich beim Nordic Walking noch mühelos mit seinen Trainingspartnern unterhalten kann.

Bewegung und Ernährung

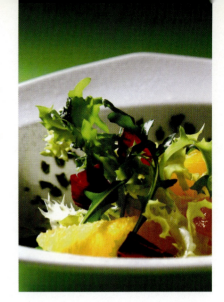

Wer sich nicht bewegt, kann essen, was er will – er wird immer zunehmen.

Eine einfache Rechnung erklärt, wie sinnvoll es tatsächlich ist, mittels Bewegung – und zwar in erster Linie mit Ausdauersport – dem Körper ein Schnippchen zu schlagen. Dieser versucht nämlich instinktiv alles, was er an Nahrung bekommt, in der für ihn günstigsten Form zu speichern. Dabei handelt es sich um eine evolutionäre Erfolgsgeschichte: Um sich über karge Zeiten hinweg zu retten, musste der Körper rechtzeitig Depots anlegen. Hungersnöte konnten sich schließlich von heute auf morgen einstellen.

Wenn die Kohlehydratspeicher voll sind, wird so viel wie möglich als Fett abgespeichert. Nun werden aber Kohlenhydrate zu einem Großteil in den Muskeln gehortet.

Wenn nun jemand, weil er unter Bewegungsmangel leidet, weniger Muskeln hat, diese Kohlehydratspeicher daher schneller aufgefüllt sind, so beginnt auch die Fettablagerung früher. Da jetzt aber weniger Muskeln auch weniger von dem abgespeicherten Fett verbrennen, kommt die so genannte Fettspirale in Gang. Folglich beginnt das Bäuchlein zu wachsen, und andere beliebte Depotplätze wie Hüften oder Gesäß werden dadurch in Mitleidenschaft gezogen, von anderen Auswirkungen wie dem Steigen von Cholesterin, Blutdruck und Blutzuckerspiegel bis zum Herzinfarkt oder Schlaganfall gar nicht zu sprechen.

Die logische Konsequenz, um aus diesem Teufelskreis herauszukommen, ist die sportliche Betätigung. Nordic Walking hat sich aufgrund seiner bereits mehrfach beschriebenen Vorteile, aber vor allem wegen des umfangreichen Einsatzes der gesamten Körpermuskulatur als der ideale Einstieg zu einem gesteigerten Wohlbefinden erwiesen. Natürlich gilt es, dieses Vorhaben mit ausgewogener Ernährung (Obst, Gemüse, Nudeln, Erdäpfel, Reis etc.) zu unterstützen.

Halten Sie sich Ihr persönliches Kalorienkonto, das im Grunde wie ein Bankkonto funktioniert, vor Augen:

- Wenn mehr eingenommen als verbraucht wird, gibt es ein Guthaben.

- Wenn gleich viel eingenommen wird, wie verbraucht ist, bleibt der Kontostand gleich.

- Wenn mehr verbraucht wird, als eingenommen wird, dann gibt es ein Minus.

Das Guthaben, von dem wir hier sprechen, ist jener Körperfettanteil, der in den Depots abgelagert ist, daher ist aus der Sicht Ihrer Gesundheit ein Minus anzustreben. Man kann nun ausgabenseitig oder einnahmenseitig intervenieren.
Mit einem Unterschied: Ausgabenseitiges Investieren ist bei weitem ertragreicher als einnahmenseitiges Sparen.

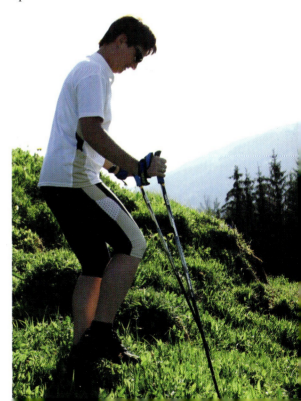

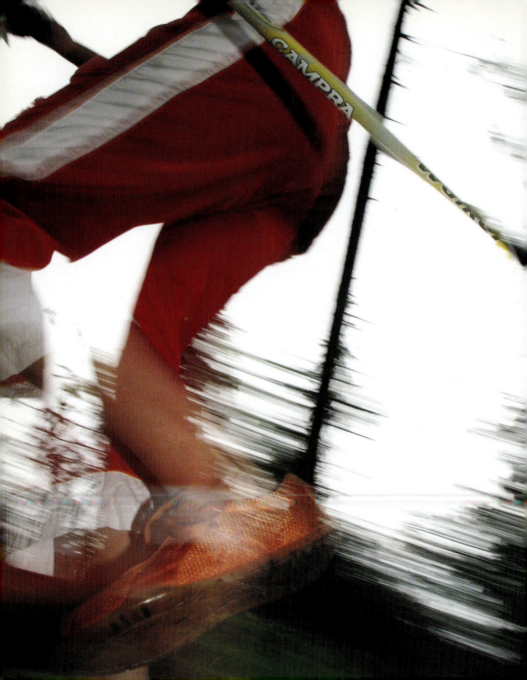

Ausrüstung

Nordic Walking ist eine Sportart, für die man keine Ausrüstung um mehrere hundert Euro benötigt, und doch sollte man einige grundlegende Dinge beachten.

▶ Stöcke

Der Nordic-Walking-Stock wurde in Zusammenarbeit von Sportindustrie, Profisportlern und Medizinern entwickelt. Gute Nordic-Walking-Stöcke bestehen aus einer Carbon-Glasfaser-Mischung. Dieses Material hat gegenüber Aluminium den Vorteil, dass es sehr leicht und vibrationsarm ist. Dadurch wirken keine störenden und belastenden Schwingungen auf die Hand-, Ellbogen- und Schultergelenke.

Die optimale Stocklänge beträgt etwa 70 Prozent der Körpergröße. Grundsätzlich sollte das Ellbogengelenk im aufrechten Stand mit senkrecht aufgestelltem Stock einen Winkel von exakt 90 Grad einnehmen.
Eine eigens konzipierte Handschlaufe ermöglicht eine individuelle Anpassung und gewährleistet einen optimalen Halt. Sobald der Stock bei der Schwungbewegung des Armes nach hinten geführt wird, wird der Stockgriff ausgelassen, ohne dass die Stockführung negativ beeinflusst wird. Ein problemloses Zugreifen kurz vor dem neuerlichen Aufsetzen des Stocks wird dadurch ermöglicht. Durch diesen Bewegungsablauf wird die Armmuskulatur entlastet und gleichzeitig zu Kreislauf stimulierender rhythmischer Aktivität angeregt.
Die Nordic-Walking-Stöcke sind so gut wie unverwüstlich. Einer Abnutzung unterliegen nur die aus Hartgummi gefertigten Asphaltpads, die Sie nachkaufen können. Sollten Schlaufe oder Griff Abnutzungserscheinungen aufweisen, sind sie im Fachhandel problemlos austauschbar.

Wichtiger Hinweis: Sparen Sie nicht am falschen Platz. Skistöcke sind für Nordic Walking nicht geeignet!

▶ Spitze und Pads

Die Stockspitze eines guten Nordic-Walking-Stocks besteht aus einer leicht nach hinten gebogenen Spitze aus Hartmetall. Diese Spitzen aus Hartmetall sind extrem widerstandsfähig und langlebig. Der Asphaltpad wird auf hartem Untergrund sowie gepflasterten und asphaltierten Straßen verwendet. Er wird einfach auf die Metallspitze gesteckt.

Asphaltpads verbessern die Haftung am Boden und haben zusätzlich eine dämpfende Wirkung, wodurch die Gelenke geschont werden. Sie sind außerdem lautlos, das vermeidet ein ständiges Klackern auf hartem Untergrund.

Auf weichem Untergrund wie Wald- oder Wiesenwegen sowie auf Schotterstraßen wird der Asphaltpad entfernt, um ein Wegrutschen des Stocks zu verhindern.

▶ Schlaufe

Das Schlaufensystem von Nordic-Walking-Stöcken unterscheidet sich deutlich von normalen Wander- oder Skistöcken.

Das ergonomisch geformte Griff- und Schlaufensystem kann mithilfe eines Klettverschlusses individuell mit einem festen Halt der Hand des Trägers angepasst werden, ohne die Blutzirkulation zu beeinträchtigen.

Die Verbindung von Schlaufe und Griff ermöglicht es, den Stock loszulassen, ohne ihn zu verlieren.

Schon der geringste Druck der Hand wird über die Schlaufe auf den Stock übertragen. Die Hand ist dadurch immer in der richtigen Position, was ein lockeres und entspanntes Training garantiert.

▶ Die Stocklänge

Die ideale Länge von Nordic-Walking-Stöcken beträgt 70 Prozent der Körpergröße. Als Faustregel für die Abmessung der richtigen Stocklänge gilt auch der Winkel von 90 Grad zwischen Ober- und Unterarm.

Nordic-Walking-Stöcke werden in allen Längen angeboten, und zwar in Abstufungen zu jeweils fünf Zentimetern.

Fortgeschrittene, sportliche Nordic Walker bevorzugen einen etwas längeren Stock. Dadurch wird die Schrittlänge vergrößert und das Training intensiviert.

▶ Schuhe

Normale Laufschuhe bzw. Trekkingschuhe erfüllen durchaus ihren Zweck, wenn die entsprechenden äußeren Bedingungen (Wetter, Untergrund) gegeben sind.

Um auch im Bereich der Schuhe optimale Voraussetzungen für alle Bedingungen zu schaffen (Laufschuhe sind nun einmal fürs Laufen gemacht), empfiehlt es sich aber, die eigens entwickelten Nordic-Walking-Schuhe zu verwenden. Sie sind vor allem im Bereich des Vorfußes und der Ferse für die spezifische Gehbewegung konzipiert, gewährleisten dadurch die perfekte Abrollbewegung und vor allem die entsprechende seitliche Stabilität. Außerdem sind sie Wasser abweisend, was der erfahrene Outdoor-Sportler zu schätzen weiß.

Knöchelhohe Sport- oder Wanderschuhe sind für das Nordic Walking nicht geeignet.

Überlegen Sie sich, wofür Sie den Schuh brauchen: Betreiben Sie

Nordic Walking bei jedem Wetter, wie oft pro Woche walken Sie, gehen Sie auf Asphalt oder Waldboden, leiden Sie unter Beschwerden am Bewegungsapparat?

Haben Sie eine Fehlstellung der Füße (z. B. Pronation = nach innen Knicken des Fußes, Supination = nach außen Knicken des Fußes). Nehmen Sie sich Zeit für den Schuhkauf, und lassen Sie Ihren Fuß vom Verkaufspersonal beurteilen. Ideal zum Schuhkauf ist der Nachmittag oder Abend, weil dann durch die Tagesbelastung die Füße größer sind.

Wichtiger Hinweis: Jeder hat Schuhe, die er ganz besonders liebt und sich deshalb nicht von ihnen trennen will. Beim Sport- bzw. Walkingschuh sollte man sich auf nichts einlassen. Wichtige Eigenschaften, etwa die Dämpfung, können mit der Zeit nachlassen, obwohl man eigentlich keine Abnützung erkennt. Lassen Sie sich daher nicht zu lange Zeit, Ihr Material zu erneuern. Ihr Körper wird es Ihnen danken.

▶ Bekleidung

Kleiden Sie sich nach dem Zwiebelschalenprinzip, bei dem jedes Kleidungsstück das andere ergänzt. Sportbekleidung soll nicht nur bei Wind und Wetter schützen, sondern vor allem auch funktionell sein. Baumwolle eignet sich als Sportbekleidung nicht, da sie Feuchtigkeit nur sehr schlecht weitergibt. Sportbekleidung besteht inzwischen aus hoch entwickelten synthetischen Materialien, die selbst im verschwitzten und nassen Zustand vor Kälte schützen.

Atmungsaktive Sportunterwäsche sollte zur Standardausrüstung eines jeden Sportlers gehören. Sie transportiert den Schweiß von der Haut weg an die darüber liegenden Bekleidungsschichten und verhindert dadurch ein unangenehmes Nassegefühl. Für Frauen sollte ein gut sitzender, nicht einengender Sport-BH selbstverständlich sein.

Die Zwischenschicht hat die Aufgabe, die Feuchtigkeit nach außen abzugeben und eine isolierende

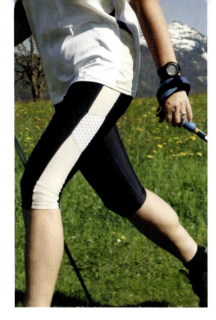

Wärmeschicht aufzubauen. Ein geringes Gewicht zeichnet diese Bekleidung aus. Als äußere Schicht geeignet sind vor allem Wind abweisende Jacken mit einer hohen Atmungsaktivität. Allerdings sollten Sie beachten, dass Wasser abweisende Jacken meist nur sehr gering atmungsaktiv sind.

Ein wichtiger Bestandteil Ihrer Nordic-Walking-Bekleidung sind die Socken. Oft werden für Blasen und wundgescheuerte Füße zu Unrecht die Schuhe verantwortlich gemacht. Verwenden Sie Socken aus Kunstfasern. Es gibt bereits Socken, die speziell den Bewegungen des Nordic Walking angepasst sind. Sportsocken haben flache Nähte und eine gute Passform. Auch hier gilt: „Vermeiden Sie Baumwolle!" Im feuchten Zustand beginnt sie zu scheuern – Blasen sind vorprogrammiert.

▶ Pulsuhr

„Es ist schwierig, sich zu verbessern, wenn man nicht weiß, wie gut man überhaupt ist" – ein Slogan der Firma Suunto, die Pulsuhren für fast jede Lebenslage zu bieten hat. Viele Sporteinsteiger glauben, keine Pulsuhr zu benötigen, weil sie sowieso nicht so gut sind. Doch gerade für jemanden, der keine Erfahrung hat, kann die Kontrolle seines Pulses sehr hilfreich sein, um die richtigen Trainingsbereiche besser zu treffen. Lassen Sie sich beim Kauf einer Pulsuhr im Fachhandel beraten.

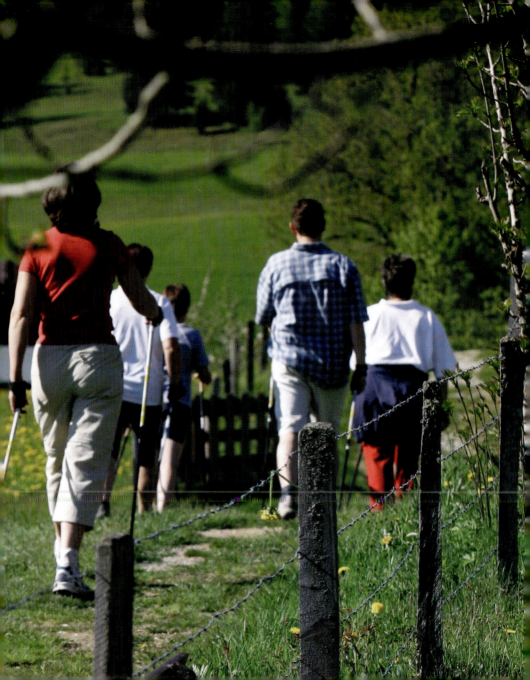

Nordic Walking Grundtechnik

Nordic Walking verbindet zügiges Gehen und Teile der klassischen Langlauftechnik zu einem effektiven Ganzkörpertraining.

Beim Nordic Walking wird ebenso wie beim klassischen Langlauf der physiologisch diagonale Bewegungsablauf genutzt. Das bedeutet, dass die linke Ferse dann den Boden berührt, wenn der rechte Stock aufsetzt, und umgekehrt. Je intensiver der Stockeinsatz erfolgt, umso höher das Tempo und die Trainingsintensität.

Im Gegensatz zum normalen Gehen ist die Schrittlänge beim Nordic Walking größer, und die gesamte Körpermuskulatur wird mit einbezogen. Gleichzeitig passt sich der Armschwung der Schrittbewegung an und wird dadurch verlangsamt.

Der Stockschwung verläuft eng am Körper, und die Hände führen abwechselnd eine geradlinige Vor- und Rückwärtsbewegung aus. Der Körper ist leicht nach vorne geneigt, die Schultern sind locker und entspannt.
Der Schritt beim Nordic Walking beginnt, wenn die Ferse den Boden berührt, und endet, wenn sich die Zehen und der Fußballen gleichzeitig vom Boden abstoßen.

Der rechte Stock hat dann Bodenkontakt, wenn die linke Ferse aufsetzt, und umgekehrt.

Beim korrekten Nordic Walking schwingen der Ober- und Unterkörper gleichmäßig in die entgegengesetzte Richtung. Durch diese schwingende Bewegung in Verbindung mit dem Armschwung wird die Bauch- und Hüftmuskulatur aktiv trainiert.

Die Stöcke schwingen parallel zum Körper vor und zurück. Der Stock wird beim Einsetzen fest umklammert und beim Zurückschieben losgelassen. Der Stockschub ist abgeschlossen, wenn der rechte bzw. linke Arm nach hinten gestreckt ist.

Die Stöcke zeigen beim Aufsetzen und Schwingen schräg nach hinten. Durch einen kräftigen Einsatz der Stöcke wird das Tempo erhöht und das Training der Arm- und Oberkörpermuskulatur gesteigert.

Die ersten Schritte

Legen Sie die Schlaufen der Stöcke an und gehen Sie mit herabhängenden Armen los. Fassen Sie die Stöcke nicht an den Griffen, sondern schleifen Sie sie mit. Schwingen Sie die Arme im natürlichen Rhythmus vor und zurück. Bleiben Sie entspannt und locker in den Schultern.

Die Arme werden nahe am Körper geführt, und die Körperhaltung ist aufrecht mit leicht nach vorne gebeugtem Oberkörper.

Wenn Sie einen guten Rhythmus gefunden haben, erhöhen Sie das Tempo und verstärken Sie die Schwungbewegung der Arme.

Greifen Sie jetzt den Stock, wenn er vorne ist, und drücken Sie sich davon ab. Den größten Stockschub erreichen Sie, wenn die Arme fast völlig nach hinten gestreckt sind. Um den Arm vollständig nach hinten strecken zu können, öffnen Sie die Hand am Ende der Bewegung (die Hand sollte sich hinter dem Becken befinden). Ziehen Sie jetzt

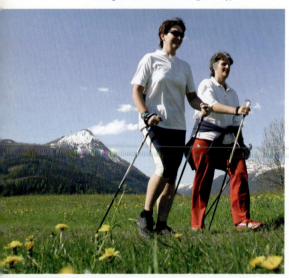

die geöffnete Hand – den Stock können Sie ja aufgrund des speziellen Schlaufensystems nicht verlieren – wieder nach vorne und umfassen Sie den Stockgriff kurz vor dem Aufsetzten.

Sollte Ihnen das Öffnen der Hand am Anfang Schwierigkeiten bereiten, konzentrieren Sie sich einfach zuerst auf eine Seite, dann auf die andere.

Durch das Öffnen und Schließen der Hände entsteht eine so genannte Muskelpumpwirkung. Der gesamte Oberkörper wird besser durchblutet. Sauerstoff wird angeliefert, und Stoffwechselschlacken werden abtransportiert. Dies wiederum führt zu einer Entspannung im Schulter und Nackenbereich.

Bergab gehen

Beim Bergabgehen wird die Schrittlänge etwas kürzer. Der Oberkörper bleibt aufrecht, je nach Gefälle sogar etwas zurückgelehnt, und der Körperschwerpunkt liegt tiefer.

Die Knie sind ständig leicht gebeugt. Der Stockschub ist geringer als beim Bergaufgehen oder im flachen Gelände. Beim Einsetzen des Stocks wird das Gewicht zwischen Ferse und Stock verteilt.

Je mehr Druck auf den Stock ausgeübt wird, umso weniger Gewicht hat das Bein zu tragen.

Die Stockspitzen werden immer hinter dem Körper aufgesetzt.

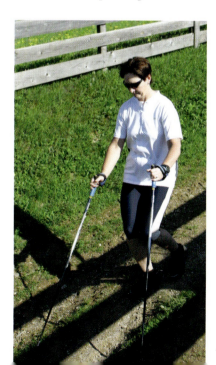

Bergauf gehen

Beim Bergaufgehen wird der Oberkörper weiter nach vorne gebeugt und die Arme kräftiger eingesetzt, auch die Oberschenkel und die Wadenmuskulatur werden stärker beansprucht.
Versuchen Sie bei mäßigen Steigungen die Schrittlänge des flachen Geländes beizubehalten und den Stockeinsatz zu verstärken.
Erst bei starken Steigungen sollte die Schrittlänge verkürzt werden.

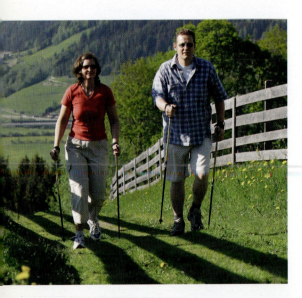

Fehler und deren Korrektur

● **Fehler:**
Passgang

Die Bewegung erfolgt nicht diagonal – linkes Bein, rechter Stock, sondern parallel – rechtes Bein, rechter Stock.

Korrektur:
Lassen Sie die Stöcke los und gehen Sie ganz normal. Schwingen Sie mit den Armen im natürlichen Rhythmus. Greifen Sie dann wieder die Stöcke und probieren Sie's auf ein Neues.

● **Fehler:**
Stockeinsatz

Der Stock wird zu weit vorne eingesetzt.

Korrektur:
Gehen Sie mit geöffneten Händen, so bekommen Sie ein gutes Gefühl für den richtigen Aufsetzwinkel der Stöcke.

Grundtechnik

- *Fehler:*
Stockeinsatz beim Abwärtsgehen

Beim Abwärtsgehen wird der Stock vor dem Körper statt hinter dem Körper aufgesetzt.

Korrektur:
Nehmen Sie bergab eine leichte Rücklage ein und verkleinern Sie Ihre Schritte. Die Stöcke werden hinter dem Körper eingesetzt. Dadurch vermeiden Sie ein abruptes Abbremsen der Bewegung, was zu einer Überbeanspruchung der Schulter-, Ellbogen- und Handgelenke führen würde.

- *Fehler:*
Armhaltung

Die Arme werden zu weit weg vom Körper gehalten.

Korrektur:
Gehen Sie mit geöffneten und nach unten gerichteten Händen.

- *Fehler:*
Armführung

Die Arme werden nicht weit genug nach hinten gestreckt.

Korrektur:
Konzentrieren Sie sich auf die nach hinten gerichtete Armbewegung. Der Arm wird bei dieser Bewegung fast vollständig gestreckt.

- *Fehler:*
Falsche Griffhaltung

Die Hände werden nicht geöffnet.

Korrektur:
Konzentrieren Sie sich zuerst nur auf eine Hand. Öffnen Sie bewusst die Hand, sobald der Stock vom Boden abhebt, und umfassen Sie ihn bewusst, wenn er wieder auf den Boden trifft.

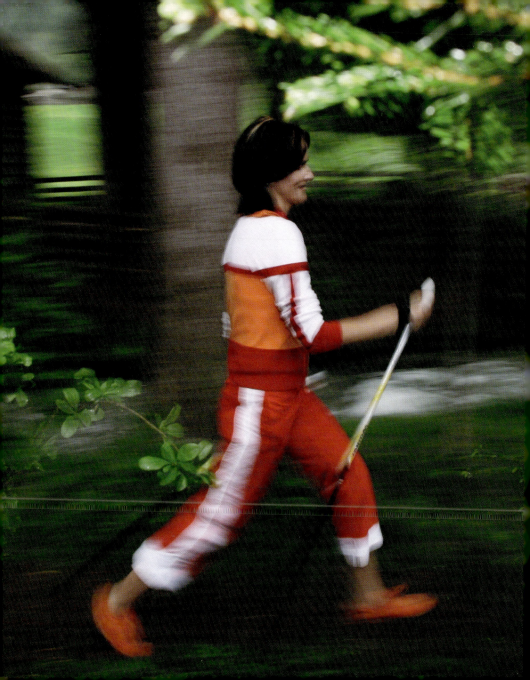

Nordic Walking Schema

Bei einer Nordic-Walking-Einheit kommt es nicht nur auf die Fortbewegung an. Das eigentliche Gehen nimmt zwar zeitlich den Hauptteil in Anspruch, genauso viel Wert sollte man aber auch auf die anderen Komponenten legen, die nicht nur als Ergänzung, sondern als gleichwertiger Bestandteil gesehen werden.

Vor allem als Einsteiger sollten Sie Ihre Aktivitäten von Anfang an nach einem allgemein üblichen Schema ausüben.

Nehmen Sie sich mindestens eine Stunde Zeit, optimal wäre es aber, eineinhalb Stunden nicht zu unterschreiten. Mit entsprechender Selbstdisziplin und konsequenter Planung können Sie sich Ihr eigenes Übungsschema zusammenstellen und abwechslungsreich gestalten.

Trainings-Schema:

- **Aufwärmen**
  Gemütliches Gehen
  Aufwärmübungen

- **Walken**
  Herz-Kreislauf-Training:
  Nordic Walking – mindestens 45 Minuten
  Kräftigung

- **Cool down**
  Langsames Ausgehen
  Dehnen

Auf den folgenden Seiten finden Sie die Beschreibung von zahlreichen Übungsvorschlägen für Ihr persönliches Sportprogramm.

Aufwärmen

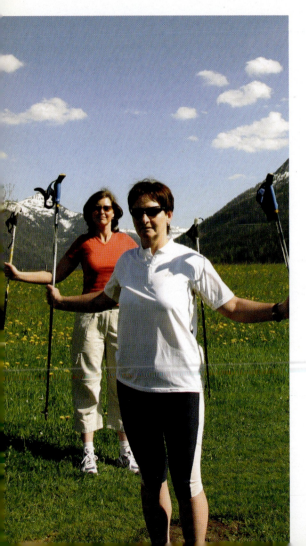

Wärmen Sie sich vor jedem Training auf, um Ihre Leistungsfähigkeit zu steigern. Warme Muskeln sind gelenkiger und dehnbarer. Durch das Aufwärmen wird auch die Bewegungskoordination verbessert und die Verletzungsgefahr verringert.

- Üben Sie langsam und konzentriert.
- Führen Sie die Bewegungen nur so aus, wie es Ihr Körper erlaubt.
- Üben Sie auf beide Seiten.
- Übungen fünf- bis zehnmal pro Seite wiederholen.
- Atmen Sie ruhig und entspannt.

Aufwärm-Übungen

Übung 1
für die Schultern

Stellen Sie sich mit hüftbreit geöffneten Beinen hin, Knie sind leicht gebeugt.
Kreisen Sie langsam die Arme. Die Stöcke kommen hier nicht zum Einsatz.

Übung 2
für die Schultern

Stellen Sie sich mit hüftbreit geöffneten Beinen hin, Knie sind leicht gebeugt.
Halten Sie die Stöcke mit gestreckten Armen in Hüfthöhe vor dem Körper.
Heben Sie die Stöcke bis über den Kopf und senken Sie sie wieder auf Hüfthöhe.

Übung 3
für den Oberkörper

Stellen Sie sich mit hüftbreit geöffneten Beinen hin, Knie sind leicht gebeugt.
Halten Sie die Stöcke hinter den Körper.
Drehen Sie den Oberkörper langsam nach links, dann nach rechts. Üben Sie dabei leichten Druck auf die Stöcke aus, um den Bewegungsumfang des Oberkörpers langsam zu erweitern.

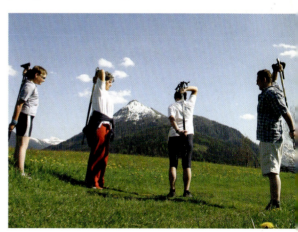

Übung 4
für Hüft-, Knie- und Sprunggelenke

Stützen Sie sich auf die Stöcke und springen Sie beidbeinig hin und her.

Übung 5
für Hüft-, Knie- und Sprunggelenke

Kniebeuge mit einem Bein. Stützen Sie sich auf die Stöcke. Gehen Sie mit einem Bein nach vorne und gehen Sie leicht in die Knie.

Übung 6
für die Beinmuskulatur

Strecksprünge – stützen Sie sich auf die Stöcke. Springen Sie beidbeinig aus den Sprunggelenken in die Streckung.

Übung 7
für die Beinmuskulatur

Skatingsprünge – springen Sie, ohne sich auf die Stöcke zu stützen, einbeinig hin und her (von einem Außenbein auf das andere Außenbein) und gehen Sie dabei leicht in die Knie.

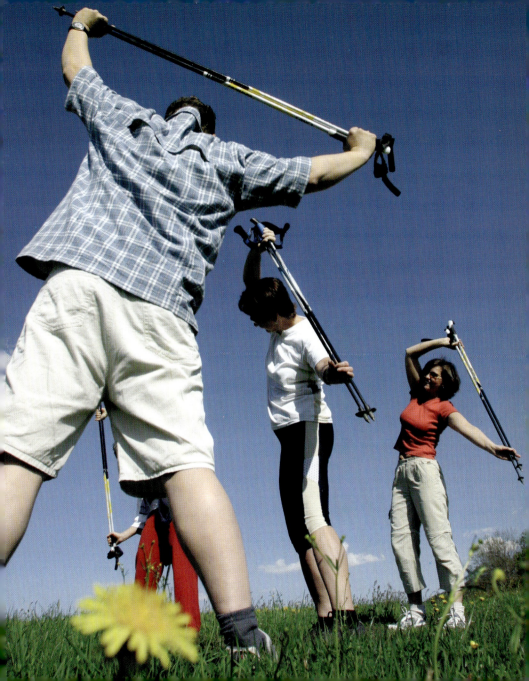

Dehnen

- Wärmen Sie sich vor dem Dehnen immer auf.
- Führen Sie alle Dehnungsübungen langsam durch.
- Dehnen Sie nur so weit, bis Sie ein Ziehen, aber noch keinen Schmerz spüren.
- Wippen ist zu vermeiden.
- Atmen Sie ruhig und gleichmäßig – durch die Nase ein und durch den Mund aus.
- Halten Sie die Dehnposition 15 bis 30 Sekunden.
- Wiederholen Sie die Übungen ein- bis dreimal.
- Vermeiden Sie ein Hohlkreuz.

Übung 1
Dehnen der seitlichen Rumpfmuskulatur

Stellen Sie sich mit hüftbreit geöffneten Beinen hin, die Knie sind leicht gebeugt.
Fassen Sie die Stöcke an den Enden und führen Sie diese mit nach oben durchgestreckten Armen zur Seite.
Den Oberkörper dabei nicht nach vorne, sondern nur leicht zur Seite neigen.

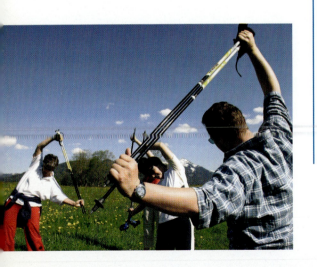

Dehn-Übungen

Übung 2
Dehnen der Schulter- und Brustmuskulatur

Stellen Sie sich mit hüftbreit geöffneten Beinen hin, die Knie sind leicht gebeugt.
Fassen Sie die Stöcke an den Enden und führen Sie die angewinkelten Arme von der Rückseite des Kopfes nach hinten und nach oben.

Übung 3
Dehnen der seitlichen Nackenmuskulatur

Stellen Sie sich mit hüftbreit geöffneten Beinen hin, die Knie sind leicht gebeugt.
Mit der linken Hand den Kopf leicht zur linken Schulter ziehen. Das Gleiche mit der rechten Hand.

Achtung: Bei Schwindelgefühl Übung abbrechen!

Übung 4
Dehnen der Schulter- und Armmuskulatur

Stellen Sie sich mit hüftbreit geöffneten Beinen hin, die Knie sind leicht gebeugt.
Halten Sie die an den Enden gefassten Stöcke mit gestreckten Armen hinter dem Rücken und dehnen Sie sanft nach hinten unten.

Übung 5
Dehnen der Oberarmmuskulatur

Stellen Sie sich mit hüftbreit geöffneten Beinen hin, die Knie sind leicht gebeugt.
Winkeln Sie den hochgestreckten Arm ab, fassen Sie die Stöcke im Rücken an den Enden und dehnen Sie durch Zug am Stock nach unten.

Übung 6
Dehnen der Brustmuskulatur

Stellen Sie sich mit hüftbreit geöffneten Beinen hin, die Knie sind leicht gebeugt.
Beugen Sie den Oberkörper mit gestreckten Armen nach vorne und stützen Sie sich dabei auf die Stöcke.
Drücken Sie den Oberkörper gegen den Widerstand der Arme sanft nach unten.
Atmen Sie bewusst ein und aus, damit können Sie die Dehnung unterstützen.

Übung 7
Dehnen der Hüftbeugemuskulatur

Stellen Sie sich mit hüftbreit geöffneten Beinen hin, die Knie sind leicht gebeugt.
Halten Sie die Stöcke seitlich am Körper und machen Sie einen Ausfallschritt nach vorne.
Schieben Sie nun den gesamten Körper nach vorne unten, bis Sie eine Dehnung in der Leistenregion verspüren.
Gehen Sie in die Ausgangsstellung zurück und machen Sie die Übung auch mit dem anderen Bein.

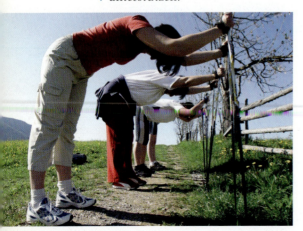

Übung 8
Dehnen der Oberschenkelinnenseite

Halten Sie die Stöcke waagrecht vor dem Oberkörper.
Gehen Sie in eine Grätschstellung, die Füße zeigen gerade nach vorne.
Beugen Sie aus dieser Stellung ein Knie und bewegen Sie den Oberkörper nach unten.

Übung 9
Dehnen der Oberschenkelaußenseite

Stellen Sie sich aufrecht hin und kreuzen Sie Ihre Beine.
Verwenden Sie Ihre Stöcke als Stütze und lehnen Sie den Oberkörper zur Seite.
Das Bein der zu dehnenden Seite sollte hinter dem Standbein stehen.

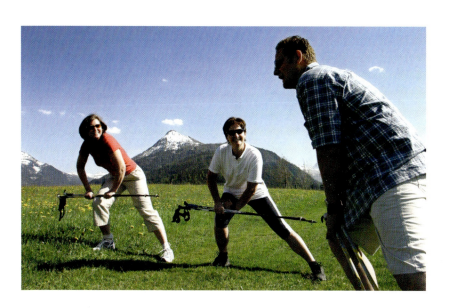

Übung 10
Dehnen der Oberschenkelvorderseite

Stellen Sie sich aufrecht hin und stützen Sie sich auf einen Stock. Umfassen Sie das Sprunggelenk eines Beines und ziehen Sie das Bein zum Gesäß.
Schieben Sie dabei Ihr Becken leicht vor.
Das Knie des gedehnten Beines zeigt gerade nach unten.

Übung 11
Dehnen der Oberschenkelrückseite

Stellen Sie sich aufrecht hin und machen Sie mit einem Bein einen Schritt nach vor.
Stellen Sie das vordere Bein auf die Ferse und ziehen Sie die Zehen leicht nach oben.
Beugen Sie nun bei geradem Rücken den Oberkörper leicht nach vor, bis Sie an der Rückseite des vorderen gestreckten Beines die Dehnwirkung spüren.

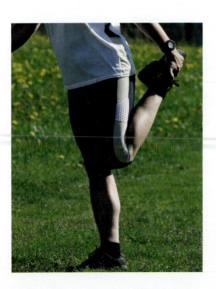
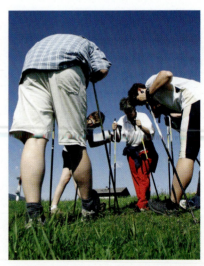

DEHNEN 39

Übung 12
Dehnen der gesamten Wadenmuskulatur

Machen Sie mit einem Bein einen Schritt nach vor. Lassen Sie die Fußspitze gerade nach vorne zeigen und behalten Sie die Ferse am Boden. Bewegen Sie jetzt in der Schrittstellung den Oberkörper mit gestrecktem hinterem Bein so nach vorne, dass Sie in der Wade des hinteren Beines die Dehnung spüren.

Übung 13
Dehnen der unteren Wadenmuskulatur

Stellen Sie sich aufrecht hin und machen Sie einen Schritt nach vor. Bewegen Sie nun in der Schrittstellung den Oberkörper mit gebeugtem hinterem Bein so nach vorne, dass Sie die Dehnung im unteren Teil der Wade des hinteren Beines spüren. Behalten Sie mit der Ferse Bodenkontakt.

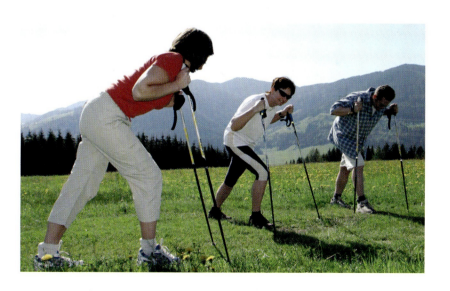

Kräftigen

Ohne Kraft werden alltägliche Aktivitäten wie Gartenarbeit, Einkaufen oder Treppensteigen immer anstrengender. Daher sind Kräftigungsübungen nicht nur etwas für Bodybuilder und Leistungssportler.

Aufgabe der Muskulatur ist es auch, Belastungen abzufangen und unser Rückgrad zu stützen. Verliert die Muskulatur ihre Stützfunktion, werden Gelenke und Bandscheiben immer mehr belastet.

Durch Muskeltraining werden auch die koordinativen Fähigkeiten wie Gleichgewicht und Geschicklichkeit verbessert.

Kraft kann man relativ schnell aufbauen. Auch hier gilt – je regelmäßiger die Übungen durchgeführt werden, umso schneller zeigt sich ein Erfolg.

- Bewegungen langsam und exakt ausführen – Beine nie ganz strecken.
- Je nach Übung zehn bis zwanzig Wiederholungen.
- Zwei bis drei Durchgänge der gleichen Übung mit kurzer Pause.
- Auf korrekte Atmung achten – Luft nicht anhalten oder herauspressen.
- Nicht an die maximale Leistungsfähigkeit gehen.
- Bei den letzten fünf Wiederholungen sollten Sie eine Ermüdung der zu kräftigenden Muskulatur spüren.
- Als Gleichgewichtshilfe die Nordic-Walking-Stöcke verwenden.

KRÄFTIGEN 41

Kräftigungs-Übungen

Übung 1
Kräftigung der Schultermuskulatur

Stellen Sie sich mit hüftbreit geöffneten Beinen hin, die Knie sind leicht gebeugt.
Fassen Sie die Stöcke in der Mitte und halten Sie sie seitlich.
Strecken und beugen Sie die Arme.

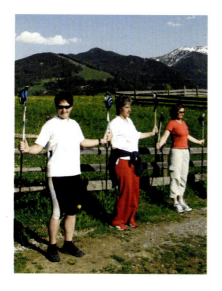

Übung 2
Kräftigung der Schulter- und Oberarmmuskulatur

Stellen Sie sich mit hüftbreit geöffneten Beinen hin, die Knie sind leicht gebeugt.
Fassen Sie die Stöcke an den Enden und heben Sie sie mit gestreckten Armen über den Kopf.
Führen Sie die Stöcke hinter den Kopf bis zu den Schultern und wieder zurück.

Übung 3
Kräftigung des Oberkörpers und der Rückenmuskulatur

Stellen Sie sich mit hüftbreit geöffneten Beinen hin, Oberkörper vorgebeugt.
Halten Sie die Stöcke an den Enden.
Strecken Sie die Arme aus und ziehen Sie die Stöcke zum Körper.

Übung 4
Kräftigung der Arm- und Schultermuskulatur

Die Partner stehen sich mit leicht gestreckten Armen gegenüber. Die Hände werden aneinander gelegt.
Der Partner, der die Hände innen hält, drückt nach außen, der andere Partner gibt nach innen Widerstand.
Spannung ca. zehn Sekunden halten. Wechsel der Positionen.

Übung 5
Kräftigung der Rücken-, Schulter- und Armmuskulatur

Die Partner stehen hintereinander. Die Stöcke werden vom vorderen Partner hinter dem Rücken auf der Handfläche aufliegend gehalten. Er versucht die Arme nach oben zu drücken, während der Partner nach unten Widerstand gibt. Spannung ca. zehn Sekunden halten. Wechsel der Positionen.

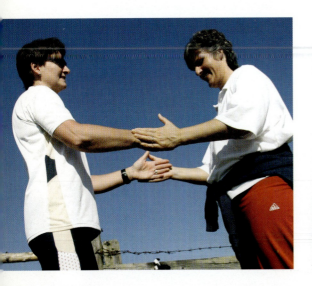
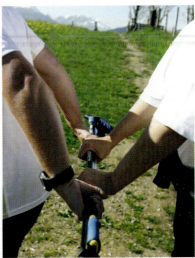

KRÄFTIGEN

Übung 6
Kräftigung der Armmuskulatur

Die Partner stehen sich gegenüber.
Ein Partner hält die Stöcke waagrecht auf Schulterhöhe.
Ein Partner drückt gegen den Widerstand des anderen die Arme vom Körper weg.
Wechsel der Positionen.

Übung 7
Kräftigung der Armmuskulatur

Die Partner stehen sich gegenüber.
Ein Partner hält die Stöcke von oben, der andere von unten.
Die Arme werden jetzt gegen den Widerstand des anderen gebeugt und gestreckt.

Übung 8
Kräftigung der Gesäßmuskulatur

Stellen Sie sich mit hüftbreit geöffneten Beinen hin.
Stützen Sie sich auf die Stöcke und strecken Sie ein Bein nach hinten.
Beugen und strecken Sie jetzt jeweils ein Bein im Wechsel aus dieser Position.

Übung 9
Kräftigung der Bein- und Gesäßmuskulatur

Stöcke werden waagrecht vor der Brust gehalten.
Die Partner stellen sich Rücken an Rücken und gehen in die Hocke.

Übung 10
Kräftigung der Bein- und Gesäßmuskulatur

Stellen Sie sich mit hüftbreit geöffneten Beinen hin.
Halten Sie die Stöcke waagrecht im Nacken.
Machen Sie Kniebeugen.
Achten Sie darauf, dass die Fersen am Boden bleiben und Knie und Fuß eine Linie bilden.
Der Winkel zwischen Ober- und Unterschenkel beträgt ca. 90 Grad.

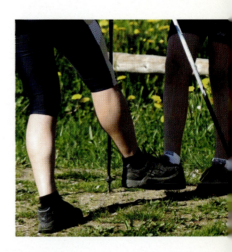

Übung 11
Kräftigung der Wadenmuskulatur

Stellen Sie sich mit hüftbreit geöffneten Beinen hin.
Heben Sie die Fersen an und gehen Sie in den Zehenstand.
Tragen Sie das gesamte Körpergewicht, wenn möglich, auf den Zehen.
Verwenden Sie die Stöcke als Gleichgewichtshilfe, jedoch nicht zum Abstützen.

Übung 12
Kräftigung der Oberschenkelinnenseite

Die Partner stehen sich gegenüber.
Drücken Sie jeweils die linke Innenseite des Fußes gegeneinander.
Spannung ca. zehn Sekunden halten. Wechsel des Beines.
Die Stöcke werden als Gleichgewichtshilfe benützt.

KRÄFTIGEN 45

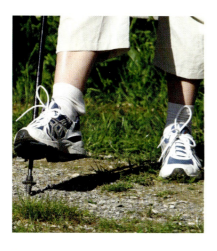

Übung 14
Kräftigung der
Oberschenkelmuskulatur

Stellen Sie sich mit hüftbreit geöffneten Beinen hin.
Nehmen Sie die Stöcke unter die Arme und gehen Sie in eine Abfahrtshocke.
Halten Sie diese Position bis zu zwei Minuten.

Übung 13
Kräftigung der
Oberschenkelaußenseite

Die Partner stehen sich gegenüber.
Drücken Sie jeweils die linke Außenseite des Fußes gegeneinander.
Spannung ca. zehn Sekunden halten. Wechsel des Beines.
Die Stöcke werden als Gleichgewichtshilfe benützt.

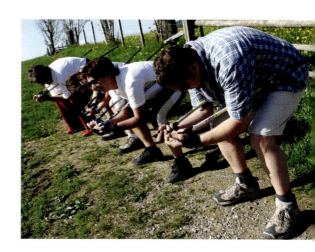

Praktische Tipps

- Machen Sie sich zumindest einen wöchentlichen **Zeitplan**, in dem Sie Ihre Nordic-Walking-Zeiten vermerken. Sie werden merken, dass man dadurch konsequenter wird und nur ungern eine Einheit ausfallen lässt.

- Gönnen Sie sich ausreichende **Erholungsphasen**, vor allem wenn Sie Einsteiger sind und die Reaktionen des Körpers auf Belastungen nicht abschätzen können. Nachdem man sich einmal anständig ausgepowert hat, sind mindestens ein oder zwei Tage Pause notwendig.

- Betreiben Sie Nordic Walking mit Gleichgesinnten. Sport in der **Gruppe** macht mehr Spaß, fördert die Motivation eines jeden Einzelnen und stellt die soziale Komponente in den Mittelpunkt.

- Bringen Sie **Abwechslung** in Ihr Sportlerleben. Verändern Sie die Distanzen, begeben Sie sich auf die Suche nach neuen Strecken und wechseln Sie das Gelände. Nutzen Sie Ihre Freizeit, und probieren Sie ab und an auch andere Ausdauersportarten wie Radfahren, Schwimmen, Wandern etc. Das, was Ihnen zu einem bestimmten Zeitpunkt Spaß macht, ist dann genau das Richtige.

- **Überfordern** Sie sich nicht. Gehen Sie langsam an die Aufgabe heran, dafür aber mit der nötigen Konstanz. Verbissene und sich quälende Sportler vermitteln nicht gerade Spaß und Freude an der Bewegung.

- Seien Sie **konsequent** zu sich selber. Wie viele tolle Ausreden könnte man jeden Tag finden, um am Abend in die gemütliche Wohnzimmercouch zu sinken und das geplante Sportprogramm auszulassen. Nordic Walking lässt sich bei jeder Witterung, zu jeder Tages- und Jahreszeit, also unter fast allen Bedingungen, ausüben.

- Entwickeln Sie ein Gespür für den eigenen Körper. Seine eigenen **Möglichkeiten und Grenzen** auszuloten, Erfahrung sammeln, um zu beurteilen, was man sich zutrauen kann, soll ebenso Ziel sportlicher Aktivitäten sein. Scheuen Sie sich nicht, schon bei ersten Warnsignalen einen Arzt zu konsultieren.

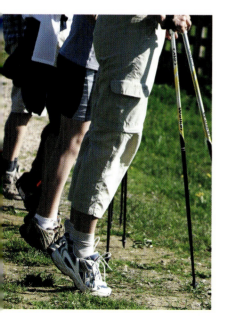

Interessante Links im Web

Österreich
www.nordicwalking.at
www.askoe.at
www.asvoe.at
www.sportunion.at
www.gesund.co.at
www.wecarelife.at
www.meduniqa.at
www.laufarena.at

Deutschland
www.nordic-walking.de
www.nordicwalkingverband.de
www.walking.de
www.nordic-walking-infos.de
www.nordic-walking-online.de

Schweiz
www.fun-sports.ch
www.nordicwalking.ch

Über die Autoren

MMag. Wolfgang Fejan,
Lehrer am TGM in Wien. Berufspraxis als Mitarbeiter eines physiotherapeutischen Instituts (Bewegungstherapie).
Sportarten: Volleyball, Fußball, Tennis, Skifahren, Bergsteigen, Ausdauersportarten.

Margarethe Balla,
geprüfte Skilehrerin, Wanderführerin und Nordic-Walking-Instruktorin. Familieneigene Kinderskischule und Planung sowie Durchführung von Sportschullandwochen.
www.kinderskischule.com

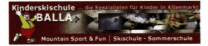

Impressum

© 2004
Hubert Krenn VerlagsgesmbH, Wien

Das Werk, einschließlich aller Teile, ist urheberrechtlich geschützt. Jede Verwertung außerhalb des Urhebergesetzes ist ohne Zustimmung unzulässig. Es ist deshalb nicht gestattet, Abbildungen dieses Buches zu scannen, in PCs bzw. auf CDs zu speichern oder in PCs/Computern zu verändern oder einzeln oder zusammen mit anderen Bildvorlagen zu manipulieren, es sei denn mit schriftlicher Genehmigung. Die in diesem Buch veröffentlichten Ratschläge/Vorschläge sind mit größter Sorgfalt von den AutorInnen erarbeitet und geprüft worden. Eine Garantie kann jedoch nicht übernommen werden. Ebenso ist eine Haftung der AutorInnen und ihrer Beauftragter für Personen, Sach- oder Vermögensschäden ausgeschlossen. Jede gewerbliche Nutzung der Arbeiten und Entwürfe ist nur mit Genehmigung der Hubert Krenn VerlagsgesmbH gestattet.

Redaktion Gesund & Vital:
MMag. Wolfgang Fejan, Hubert Krenn

Lektorat: Sascha Schipflinger

Fotos: Fotostudio Riedmann, Wien

Umschlag, Layout und Satz:
Peter Furian, Wien · www.furian.at

Druck/Bindung:
Obersteirische Druckerei, Leoben

ISBN 3-902351-55-1